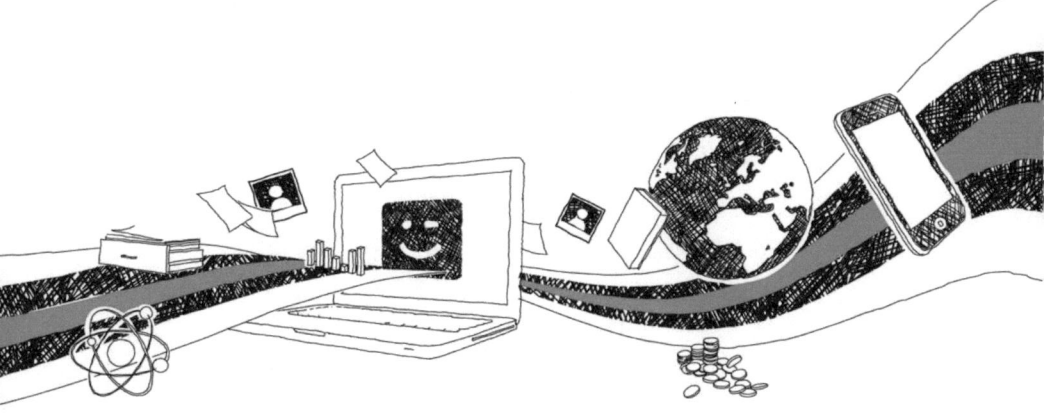
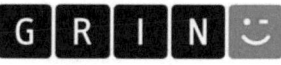

Sportrehabilitation bei Kreuzbandruptur und Rotatorenmanschettenriss

Tanja Meemken

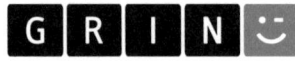

Bibliografische Information der Deutschen Nationalbibliothek:

Die Deutsche Nationalbibliothek verzeichnet diese Publikation in der Deutschen Nationalbibliografie; detaillierte bibliografische Daten sind im Internet über http://dnb.d-nb.de abrufbar.

ISBN: 9783346706515
Dieses Buch ist auch als E-Book erhältlich.

© GRIN Publishing GmbH
Nymphenburger Straße 86
80636 München

Druck und Bindung: Books on Demand GmbH, Norderstedt Germany
Gedruckt auf säurefreiem Papier aus verantwortungsvollen Quellen

Das vorliegende Werk wurde sorgfältig erarbeitet. Dennoch übernehmen Autoren und Verlag für die Richtigkeit von Angaben, Hinweisen, Links und Ratschlägen sowie eventuelle Druckfehler keine Haftung.

Das Buch bei GRIN: https://www.grin.com/document/1264023

Academy of Sports

Abschlussarbeit – Kreuzbandruptur & Rotatorenmanschettenriss

Fachtrainer für Sportrehabilitation
Trainingskonzept Sportrehabilitation

Meemken, Tanja

01.11.21

Inhalt

1. Einleitung

In der Abschlussarbeit werde ich zwei Fallbeispiele behandeln, die vorgeben wurden. Es handelt sich um die folgenden Fallbeispiele:

„- Kunde weiblich, 22 Jahre, Hockeyspielerin, Zustand nach vorderer Kreuzbandruptur links, Kreuzbandplastik OP vor 8 Wochen"

„- Kunde männlich 30 Jahre, Volleyballspieler, muskulös, Zustand nach operativ versorgtem Rotatorenmanschettenriss vor 10 Wochen (ausschließlich Supraspinatussehne rupturiert.)"

Bei der Trainingssteuerung werde ich nach *dem 5-Stufen Modell zum Muskeltraining von Froböse und Langström (1991)* arbeiten und es müssen dabei *die Wundheilungsphasen* beachtet werden. Beides wird im Folgendem Text erklärt.

1.1 Die 5 Stufen des 5-Stufen-Modell zum Muskeltraining

1. Stufe: Aktivierung, Bahnung (intramuskuläre Koordination) Propriozeption
2. Stufe: Lokales Muskelkraftausdauertraining (Vortraining)
3. Stufe: Vergrößerung des Muskelquerschnitts (Muskelaufbautraining)
4. Stufe: Steigerung er neuromuskulären Kraftqualität
5. Stufe: Entwicklung vielfältiger und situationsabhängiger Kraftqualitäten

Jede Stufe verfolgt andere Ziele, Inhalte, Intensitäten und hat eine individuelle Dauer. Meist kann man davon ausgehen das die jeweiligen Phasen nicht nacheinander ablaufen, sondern ineinander reinspielen das ein fließender Übergang entsteht oder das alle Stufen gleichzeitig stattfinden.

Wichtig ist für uns, dass Stufe 1 und 2 meist nur von Physiotherapeuten und Ärzten betreut werden. Ab Stufe 3, wo es um Muskelaufbautraining geht, können Fachtrainer für Sportrehabilitation mit dem Training beginnen, denn von da an ist der Patient gut vorbereitet und es werden dementsprechend die Intensitäten individuell angepasst, dazu teilt der Physiotherapeut mithilfe eines Therapieberichts dem Trainer mit wie die Therapie verlaufen ist und wie der aktuelle Stand ist und wo man noch dran arbeiten sollte.

Dazu müssen auch gleichzeitig die Wundheilungsphasen beachtet werden da zum Bsp. das Kollagen in der Proliferationsphase spezifische Reizen ausgesetzt werden sollte. Gewebe, welches für Zugbelastungen ausgerichtet ist, soll nicht mit Druck bearbeitet werden und andersrum das gleiche.

1.2. Die Wundheilungsphasen:

1. Übergang der Entzündungsphase zur Proliferationsphase
2. Proliferationsphase
3. Remodellierungsphase
4. Remodellierungsphase: Alltags – und Sportartartspezifisches Training

Wichtig für uns, auch hier gilt Phase 1 und 2 werden meist von Physiotherapeuten betreut, die Trainingsziele in den Phasen sind meist Schmerzreduktion, Ödem Resorption oder Aktivierung und Bahnung und Bewegung sind.
Trainer können je nach Verletzung auch schon in Phase 2 starten.

Bei beiden Modellen dürfen Fachtrainer für Sportrehabilitation ab der Stufe/Phase 3 starten mit dem Rehabilitativem Aufbautraining. Dabei ist immer darauf zu achten das je nach Verletzung individuelle Voraussetzungen geschaffen sein müssen wie bspw.: kein Instabilitätsgefühl, eine gewisse Schmerzfreiheit muss vorhanden sein oder die volle Belastbarkeit muss gegeben sein.

2. Kreuzbandruptur

2.1 Anamnese
Anamnesebogen Sportrehabilitation:

(Abbildung 1: Anamnese Sportrehabilitation) (Quelle: Eigene Ausarbeitung

In der Anamnese und in dem Bericht des zuvor behandelnden Physiotherapeuten hat sich folgendes gelesen:

„- Kunde weiblich, 22 Jahre, Hockeyspielerin, Zustand nach vorderer Kreuzbandruptur links, Kreuzbandplastik OP vor 8 Wochen"
Entstehung: Bei einem Spiel durch unerwarteten Richtungswechsel
Jetziger Stand: Keine Instabilitätsgefühl & Streckdefizit, Gangbild normal

Individuellen Ziele

Die Ziele der Kundin sind es wieder zurück aufs Eis zu gehen in ihrem Sport wieder schmerzfrei, sicher zu spielen und sich auf Körperkontakt vorzubereiten, wobei der Fokus auch auf den Richtungswechsel gelegt werden soll, dass sie noch das Gefühl der Unsicherheit hat bei abrupten Bewegungen

2.2 Krankheitsbild Kreuzbandruptur:

Aufbau Kreuzband:

„Kreuzbänder sind Gewebestränge ca. 8-10 mm dick und befinden sich mittig am Kniegelenk, zwischen Oberschenkel- und Schienbeinknochen."
(Quelle: https://www.endoprosthetics-guide.com/knie/kreuzbandriss)

Kreuzbandriss:

https://www.qualitaetskliniken.de/ fileadmin/user_upload/ Fotolia_155541779_XS.jpg

Diese Abbildung wurde aus urheber- rechtlichen Gründen von der Redaktion entfernt.

Definition Kreuzbandriss:

- Eine Kreuzbandruptur ist eine teilweise oder vollständige gerissene Faserstruktur, das bedeutet es besteht keine kontinuierliche Struktur mehr

- Meistens eine Sportverletzung

(Ruptur vorderes Kreuzband, siehe Abbildung 1)

(Abbildung 2: Ruptur vorderes Kreuzband)
(Quelle: https://www.qualitaetskliniken.de/erkrankungen/kreuzbandriss)

Ursache:
- Die Tibia (Schienbein) und der Femur (Oberschenkelknochen) werden strak gegeneinander verschoben

- Meistens wirken beim fixierten Fuß plötzliche Drehungen oder Beschleunigungen auf den Körper, dadurch ist das Kreuzband extremen Kräften ausgesetzt, die Dehnungsreserven des Kreuzbandes werden überschritten und es reißt

Symptome:
Schmerz, Schwellung, Unsicheres Gefühl im Gang, Bewegungseinschränkungen

2.3 Trainingsplanung Kreuzbandruptur

In folgender Abbildung sieht man den Makrozyklus, der in 3 Mesozyklen unterteil ist. Der Makrozyklus ist für 3 Monate erstellt.

	Makrozyklus		
	Mesozyklus I	Mesozyklus II	Mesozyklus III
Trainingsziel/Trainingsbereich	Kraftausdauer/ Mobilisation	Kraftausdauer	Hypertrophie
Wiederholungsbereich	20-30 Wdh.	12-20 Wdh.	8-12 Wdh.
Trainingseinheiten/Woche	3	3	3
Intensität	30-40%	40-60%	60-90%
Dauer des Mesozyklus	4 Wochen	4 Wochen	4 Wochen

	Mesozyklen			
Mesozyklus I Kraftausdauer/Mobilisation				
Woche	1	2	3	4
Wiederholungsbereich	20-30 Wdh.	20-30 Wdh.	20-30 Wdh.	20-30 Wdh.
Satzanzahl	3	3	3	4
Trainingseinheiten	3	3	3	3
Intensität	20%	25%	35%	40%
Mesozyklus II Kraftausdauer/Hypertrophie				
Woche	1	2	3	4
Wiederholungsbereich	12-20 Wdh.	12-20 Wdh.	12-20 Wdh.	12-20 Wdh.
Satzanzahl	3	3	4	4
Trainingseinheiten	3	3	3	3
Intensität	45%	50%	55%	60%
Mesozyklus III Hypertrophie				
Woche	1	2	3	4
Wiederholungsbereich	8-12 Wdh	8-12 Wdh.	8-12 Wdh.	8-12 Wdh.
Satzanzahl	3	4	4	4
Trainingseinheiten	3	3	3	3
Intensität	65%	70%	80%	90%

(Abbildung 3: Makrozyklus und Mesozyklen Kreuzbandruptur)
(Quelle: Eigene Ausarbeitung)

Woche 1 Mikroplanung (Mesozyklus I Kraftausdauer/Mobilisation)				
Übung	Wiederholung	Satzzahl	Intensität	Besonderheiten
Aktive Kniestreckung	20 Wdh.	3	20%	Wiederstandsband unten befestigen Band in die Kniekehle
Kniebeuge	20 Wdh.	3	20%	Wiederstandsband oben befestigen und daran festhalten
Kickbacks	20 Wdh.	3	20%	stehend, mit Miniband oder am Kabelturm
Kniestreckung mit Leg Raises	20 Wdh.	3	20%	unter Kniekehle ein Tuch o.ä.
Beinbeuger	25 Wdh.	3	20%	
Wadenheben sitzend	20 Wdh.	3	20%	
Beinstrecker	20 Wdh.	3	20%	

Woche 1 Mikroplanung (Mesozyklus II Kraftausdauer/Hypertrophie)				
Übung	Wiederholung	Satzzahl	Intensität	Besonderheiten
Kreuzheben	12 Wdh.	3	45%	
Kniebeugen	12 Wdh.	3	45%	
Ausfallschritte	15 Wdh.	3	45%	Vordere Fuß auf dem Bosu, Knie nach vorne zu schieben
Abduktion	15 Wdh.	3	45%	
Adduktion	15 Wdh.	3	45%	
Wadenheben stehend	15 Wdh.	3	45%	einbeinig
1 Beinstand	20 Wdh.	3		Barfuß, Gewicht hin und Her geben
Hip Thrust	20 Wdh.	3	45%	

Woche 1 Mikroplanung (Mesozyklus III Hypertrophie)				
Übung	Wiederholung	Satzzahl	Intensität	Besonderheiten
Kreuzheben	8 Wdh.	3	65%	
Kniebeugen	8 Wdh.	3	65%	
Hip Thrust	12 Wdh.	3	65%	
Richtungswechsel Übungen		3	65%	
Sprünge		3	65%	Unterschiedlich Flächen, Höhen und Ausführungen
Beinbeuger	8 Wdh.	3	65%	
Beinstrecker	8 Wdh.	3	65%	

(Abbildung 4: Mikroplanung der unterschiedlichen Mesozyklen)
(Quelle: Eigene Ausarbeitung)

In Abbildung 3 und 4 sind man die verschiedenen Trainingsbereiche, die die Kundin durchläuft. Wichtig ist bei dem Kniegelenk, da es sich um ein Scharniergelenk handelt, dass die Beweglichkeit konstant erhöht, wird dazu ist es wichtig das diese auch trainiert wird. Kräftigung in verschiedenen Positionen zu haben damit das Knie in diesen auch stabil bleibt und bleiben kann ist wichtig für die Hockeyspielerin. Die Übungen sind dementsprechend darauf ausgelegt, dass die Bewegungen Flexion und Extension gestärkt und gekräftigt werden durch die umliegenden Muskeln.

2.3.1 Erläuterung Muskelgruppen

In Abbildung 2 und 3 sieht man das der Kunde die Trainingsbereiche Mobilisation, Kraftausdauer und Hypertrophie durchläuft. Durch die Mobilisation bekommt er mehr Beweglichkeit. Bei dem Kniegelenk handelt es sich um ein Dreh-Scharnier-Gelenk, diese lässt Beuge-, Streck- und Drehbewegungen zu. Um das Kniegelenk zu stabilisieren, werden die umliegenden Muskeln trainiert.

Die Muskelgruppen die die eine Rolle Spiele für das Kniegelenk sind:

- **Adduktoren**, bestehend aus 5 Muskeln, dessen aufgaben es unter anderem sind: Adduktion des Oberschenkels (M. adductor magnus), Außenrotation des Femurs (M. pectineus) und Flexion und Innenrotation im Kniegelenk (M. gracilis)

- **M. quadriceps femoris**, bestehend aus 4 weiteren Muskeln, dessen Hauptaufgabe es ist die Extension im Kniegelenk auszuführen. Der Ansatz aller Muskeln geht über die Patellasehne zur Vorderseite des Schienbeins, bedeutet das dieser Muskel einen großen Einfluss auf die Kniestreckung hat.

- **Ischiocrurale Muskulatur**, bestehend aus 3 Muskeln, die Funktionen für das Knie sind Flexion (alle 3), Außenrotation (M. biceps femoris), Innenrotation (M. semitendinosus) und die Schlussrotation (M. semimembranosus)

- Ein Muskel der **Wade**, der M. gastrocnemius, dessen Aufgabe es ist die Flexion im Kniegelenk durchzuführen darf man nicht vernachlässigen.

- Die gluteale Muskulatur spielt auch eine Rolle, die wird grundsätzlich mittrainiert hat aber keinen direkten Einfluss durch Ansatz oder Ursprung auf das Kniegelenk.

2.3.2 Erläuterung der Übungsauswahl:

Auf die aktive Streckung wird viel Wert gelegt, denn durch die Operation kommt es oft vor das eine Schonhaltung entsteht die ein Defizit in der Streckung zeigt. Mit der Übung Aktive Kniestreckung und Kniestreckung mit Leg Raises wird der Fokus auf die Streckung gelegt, diese wird durch das Rantasten an den vollen Bewegungsumfang gesteigert.

Die Kniebeuge ist eine sehr komplexe Übung, es werden alle Muskeln der unteren Extremitäten trainiert. Die Bewegungsmuster, die für uns wichtig sind: Flexion und Extension diese werden bei der Kniebeuge gut trainiert, dort werden aber auch Adduktoren und Abduktoren trainiert.

Man kann langsam starten mit dem Bewegungsradius, der möglich und schmerzfrei ist. Von Training zu Training kann man den Bewegungsradius erhöhen bis sie ihren vollen Bewegungsradius erreicht.

Der Einbeinstand, barfuß ausgeführt, ist eine gute Übung für einen stabilen Stand, dadurch das das Gewicht hin und her gegeben wird, wird der Schwerpunkt verlagert, dabei werden Rumpf, Knie und die Beinachse stabilisiert.

Des Weiteren sind Übungen wie Kreuzheben aufgeführt, eine Ganzkörperübungen, für Rumpf, Gesäß, Ischiocrurale Muskulatur und noch viele weitere Muskeln. Gerade bei der Übung wird die Beinachse stabilisiert da bei der Ausführung darauf geachtet wird das die Knie nicht nach innen fallen und dadurch bekommt man nach und nach ein stabileres Gefühl.

Richtungswechsel Drills mit der Kombination aus Sprüngen gehören dazu, um für die Sportart spezifischer zu trainieren. Denn wenn ein Gegenspieler kommen sollte, kann man sich durch verschiedene Drills gut darauf vorbereiten, und immer einen stabilen Stand zu bewahren.

Mit unterschiedlichen Untergründen, ob wackelig oder stabil kann man die Propriozeption in den Muskeln, Sehnen und Gelenken fördern. Damit kann man bei den Übungen variieren, ob man ein Wackelkissen unter die Füße legt oder nicht.

Im Sportartspezifischem Training wird auch Plyometrisch trainiert, indem man die Übungen Kniebeuge, Kreuzheben oder verschiedene Sprünge und auch Anläufe explosiv trainiert, damit sich der Antritt verbessert und man innerhalb kurzer Zeit mehr Kraft aufbauen kann, die dann genutzt werden kann auf dem Spielfeld. In den letzten Wochen der Rehabilitation wird die Kundin auch schon am normalen Hockey Training teilnehmen damit sie wieder langsam reinkommt. Gerade wenn es um das Schusstraining geht, denn die Schuss-Skills können weiterhin trainiert werden.

2.3.3 Bewertung des Trainingsprozesses:

Die Ziele der Kundin waren es wieder aufs Eis zu gehen und zu spielen. Den Trainingsplan hat sie komplett durchlaufen, 3 Monate konstantes Training in verschiedenen Bereichen. Mit verschiedenen Übungen, die sie bestmöglich auf die Sportart vorbereiten damit sie wieder starten kann.
Gerade im Letzen drittel war es anstrengend und schweißtreiben aber die Erfolge sind zu sehen, die Kraftwerte beim Beinbeuge und Strecker sind auf jeder Seite gleich dadurch ist das Kraftdefizit ist nicht mehr vorhanden. Ihr Knie ist stabil, bei den Übungen wie Richtungswechsel haben wir mit Buttons gearbeitet, die die Geschwindigkeit ihrer Reaktion aufzeichnen und auch dort sind Verbesserungen zu sehen das sie schneller ist und sich traut wieder Gas zu geben. Sie selbst sagt das

sie kaum noch unterschiede merkt und sie sich sicher fühlt und keinerlei Instabilität merkt.

Auf die nächste Saison des Hockeyspielens ist sie vorbereitet, durch die Kombination von dem Rehabilitativem Training und dem Training, wo sie ihrem Schuss trainiert hat. Gerade auf den Hinblick der Saison wurden Plyometrische Übungen eingesetzt und auch für den Richtungswechsel ist sie vorbereitet, sie selbst sagt das sie ohne Angst auf das Spielfeld gehen kann und wieder durchstarten möchte. Ihre koordinativen Fähigkeiten haben sich verbessert was gerade für sie als Hockeyspielerin notwendig ist.

3. Rotatorenmanschettenriss

3.1 Anamnese

Anamnesebogen Sportrehabilitation:

Anamnesebogen Sportrehabilitation

Trainer: _____

Vorname: _ _____ Nachname: _ ____ Geburtsdatum: 7.10.91

Größe: 1.92 Gewicht: 90 KG

Ärztliche Diagnose/Krankheitsbild

Rotatorenmanschettenriss, Supraspinatussehne
Diagnose durch MRT / rupturiert

Funktionelle Diagnose/ Aktuelles Beschwerdebild

starker Schulterschmerz / noch schlimmer nachts
eingeschränkt in der Beweglichkeit

Krankheitsgeschichte (Verlauf, Ursache, Zeitpunkt etc)

Durch Ballannahme, im Volleyball, mit gestrecktem Arm
plötzlicher Schmerz

Bisherige medizinische Versorgung bzw. Therapie (Art und Dauer der Nachbehandlung, z. B. OP oder konservative Behandlung)

operative Versorgung ca. 10 Wochen her dann
KG

Begleiterkrankungen (Herzkrankheiten, Bluthochdruck, Asthma etc.) Medikamente?
☒ Nein / ☐ Ja. _____

Behandelnder Physio- / Sporttherapeut

Name: Sebastian, Meyer Tel: 0185/ 700 6006

Ärztliche/Therapeutische Trainingsempfehlungen

• Beweglichkeit verbessern   ∘ Reaktivkrafttraining
• umliegende Muskulatur stärken
∘ Bewegungsmuster trainieren
(AD, AD, FL, ET, IR, AR)

© Academy of Sports GmbH   Version 1.0

(Abbildung 5: Anamnesebogen Sportrehabilitation) (Quelle: Eigene Ausarbeitung)

In der Anamnese und in dem Bericht des zuvor behandelnden Physiotherapeuten hat sich folgendes gelesen:

„Kunde männlich 30 Jahre, Volleyballspieler, muskulös, Zustand nach operativ versorgtem Rotatorenmanschettenriss vor 10 Wochen (ausschließlich Supraspinatussehne rupturiert.)"

Entstehung: Im Spiel bei der Ballannahme mit gestrecktem Arm
Jetziger Zustand: Kein Muskelschmerz mit Widerstand, schmerzfreie Abduktion bei 100°

Die Ziele des Kunden ist es schmerzfrei Volleyball spielen zu können und wieder Kraft in die Arme zu bekommen und in der Überkopfbeweglichkeit noch sicherer zu werden aufgrund dessen das er leidenschaftlicher Hobby Volleyballspieler ist und auch Familienvater und gerne die Kinder auf den Schultern tragen möchte oder sie hochwerfen und fangen.

3.2 Krankheitsbild Rotatorenmanschettenriss

https://gelenk-klinik.de/ orthopaedie-freiburg/ schulter/ruptur-supraspinatussehne.jpg Diese Abbildung wurde aus urheberrechtlichen Gründen von der Redaktion entfernt.	„Die Abbildung zeigt einen Riss der Supraspinatussehne, die direkt unter dem knöchernen Schulterdach liegt. Verschleiß oder Verletzungen sind ursächlich für eine Ruptur dieser Sehne. © Viewmedica" (Abbildung 6 siehe links, Riss der Supraspinatussehne) (Quelle: Abbildung 6 und Text: https://gelenk-klinik.de/schulter/rotatorenmanschentte/ruptur-der-supraspinatussehne.html)

Aufbau der Rotatorenmanschette:
„Zu der Rotatorenmanschette zählen 4 Muskeln:

- M. infraspinatus
- M. supraspinatus
- M. subscapularis
- M. teres minor
-
    deren Sehnen zusammen mit dem Ligamentum coracohumerale eine derbe Sehnenkappe bilden und die das Schultergelenk umfasst. „
(-https://flexikon.doccheck.com/de/Rotatorenmanschette)

Definition:
- Durch einen Unfall oder Sturz auf den Arm kann eine oder mehrere Muskeln oder Sehnen der Rotatorenmanschette reißen.

- Chronischer Sehnenverschleiß durch Alltagsbelastung oder körperliche Arbeit reichen auch schon oft aus das ein Teil der Muskelgruppe in der Schulter reißen kann.

Symptome:
- Schmerzen, Beweglichkeit ist eingeschränkt, Abduktion des Armes oder nach außen Rotiert verursacht schmerzen oder ist in der Beweglichkeit eingeschränkt

Ursache:
- Chronische Überlastung im Alltag oder Arbeit (schweres heben), muskuläre Dysbalancen, Sturz auf den gestreckten Arm

3.3 Trainingsplanung:

In folgender Abbildung sieht man den Makrozyklus, der in 3 Mesozyklen unterteil ist. Der Makrozyklus ist für 3 Monate erstellt.

Makrozyklus			
	Mesozyklus I	Mesozyklus II	Mesozyklus III
Trainingsziel/Trainingsbereich	Kraftausdauer/	Kraftausdauer/	Hypertrophie
	Mobilisation	Hypertrophie	
Wiederholungsbereich	15-20 Wdh.	12-15 Wdh.	8-12 Wdh.
Trainingseinheiten/Woche	3	3	3
Intensität	30-40%	40-70%	70-90%
Dauer des Mesozyklus	4 Wochen	4 Wochen	4 Wochen

Mesozyklen			
Mesozyklus I Kraftausdauer/Mobilisation			
Woche	1	2	3	4
Wiederholungsbereich	15-20 Wdh.	15-20 Wdh.	15-20 Wdh.	15-20 Wdh.
Satzanzahl	3	3	3	4
Trainingseinheiten	3	3	3	3
Intensität	30%	35%	40%	40%

Mesozyklus II Kraftausdauer/Hypertrophie			
Woche	1	2	3	4
Wiederholungsbereich	12-15 Wdh.	12-15 Wdh.	12-15 Wdh.	12-15 Wdh.
Satzanzahl	3	3	4	4
Trainingseinheiten	3	3	3	3
Intensität	45%	50%	55%	60%

Mesozyklus III Hypertrophie			
Woche	1	2	3	4
Wiederholungsbereich	8-12 Wdh	8-12 Wdh.	8-12 Wdh.	8-12 Wdh.
Satzanzahl	3	4	4	4
Trainingseinheiten	3	3	3	3
Intensität	70%	75%	80%	90%

(Abbildung 7: Makrozyklus und Mesozyklen Kreuzband)
(Quelle: Eigene Ausarbeitung)

Woche 1 Mikroplanung (Mesozyklus I Kraftausdauer/Mobilisation)				
Übung	Wiederholung	Satzzahl	Intensität	Besonderheiten
Korkenzieher	20	3	30%	Liegend,
Walkouts	20	3	30%	Zug nach außen, gehend
Walkouts	20	3	30%	Zug nach innen, gehend
YTWA	15	3	30%	mit der Zeit die Endpositionen 3-10 sec. halten
Schulterdrücken	15	3	30%	
Brustpresse	15	3	30%	
Rudern	15	3	30%	
Latzug	20	3	30%	

Woche 1 Mikroplanung (Mesozyklus II Kraftausdauer/Hypertrophie)				
Übung	Wiederholung	Satzzahl	Intensität	Besonderheiten
Brustpresse	12	3	45%	
Schulterdrücken	12	3	45%	TUT 2/3/2
Latzug	15	3	45%	
YTWA	12	3	45%	Endpositionen 3-10 sec. Halten
Frontheben	15	3	45%	so Hoch es geht (max 90°), nutzen des Crossing Effekt
Seitheben	15	3	45%	so Hoch es geht (max 90°), nutzen des Crossing Effekt
Trizepsdrücken	12	3	45%	
Dynamisches Ballfangen	15	3		liegend, einarmig
Catches	15	3		auf dem Pezziball

9

Woche 1	Mikroplanung (Mesozyklus III Hypertrophie)			
Übung	Wiederholung	Satzzahl	Intensität	Besonderheiten
Schulterdrücken	8	3	70%	TUT 2/5/2
Brustpresse	10	3	70%	
Rudern	12	3	70%	
Latzug	12	3	70%	
Trizepsdrrücken	12	3	70%	
Bizepscurls	12	3	70%	

Plank	12	3		Gewichtsscheibe auf dem Rücken legen, runter & wieder drauf legen
Dynamisches Schlagen	10	3		mit gestrecktem Arm auf denPezziball
Dribbeln an der Wand	12	3		nah an die Wand stellen und mit einem Tennisball
				90° Winkel im Arm und Schulter

(Abbildung 8: Mikroplanung Kreuzband)
(Quelle: Eigene Ausarbeitung)

In Abbildung 7 und 8 sieht man das der Kunde die Trainingsbereiche Mobilisation, Kraftausdauer und Hypertrophie durchläuft. Durch die Mobilisation bekommt er mehr Beweglichkeit in Schultergelenk. Beim Schultergelenk handelt sich es um ein Kugelgelenk, dessen Aufgabe es ist die Arme in alle Richtungen zu drehen: nach vorne oder hinten Schwingen (Ante- & Retroversion), Abspreizen (Abduktion), heranführen (Adduktion), nach außen und innen drehen (Innen- und Außenrotation). Dadurch das Schultergelenk das beweglichste ist es auch sehr komplex. Dazu kommt das es wichtig ist diese in Bewegung zu halten und die Beweglichkeit nach einem Rotatorenmanschettenriss zu trainieren.

3.3.1 Erläuterung der Muskelgruppen:

Die Rotatorenmanschette ist kein einzelner Muskel, sondern mehrere die im Folgenden aufgeführt werden:

- M. infraspinatus, seine Funktion ist hauptsächlich die Außenrotation des Oberarmes

- M. supraspinatus seine Funktion ist es hauptsächlich die Abduktion und Außenrotation des Oberarmes

- M. subscapularis seine Funktion ist die Innenrotation des Oberarmes und bei gehobenem Arm wirkt er auch bei der Adduktion mit

- M. teres minor seine Funktion ist die Außenrotation, Retroversion und Adduktion des Oberarms #

- Ligamentum coracohumerale ist ein Band, welches für die Stabilisierung und Führung des Schultergelenks ist. Dazu begrenzt es bei herabhängendem Arm und begrenzt die Flexion und Adduktion.

3.3.2 Erläuterung der Übungsauswahl:

Der Korkenzieher ist für die Beweglichkeit im Schultergelenk gedacht, man legt sich eine Hantelscheibe in die Handfläche, diese zeigt nach oben und macht Drehbewegungen währenddessen kann man noch in die Seitlage kommen und wieder in die Ausgangsposition. Dadurch das das Gewicht oben ist, ist der Korkenzieher eine gute Stabilistaionsübung.

Die Walkouts sind eine Übung die isometrisch ausgeführt wird, denn man hört oft das eine Sehne Zug braucht zum Heilen. Am Kabelturm, der Griff ist auf höhe des Bauchnabels. Man nimmt sich einen Griff in eine Hand, 90° Winkel im Arm, Oberarm am Oberkörper, die Position behält man und geht zur Seite und wieder zurück. Dies kann man mit Zug nach inne und außen machen, Dadurch das das Gewicht den Unterarm in die andere Richtung zieht muss man dagegen halten was zu konstanten Innen- und Außenrotation führt, die wir stärken wollen.

YTWA ist eine Übung, die eine Abfolge von Bewegungsmustern hat, und zwar:
Y: die gestreckten Arme gehen wie ein Y nach oben, Handflächen zeigen nach vorne
T: die gestreckten Arme gehen links und rechts zur Seite, Handfläche zeigen nach vorne
W: Man zieht die Arme von vorne nach hinten das die Handgelenke ungefähr auf Schulterhöhe sind, die Handflächen zeigen nach vorne
A: man zieht die gestreckten Arme nach unten am Körper vorbei, die Handfläche zeigen nach vorne

Übungen wie das Front- und Seitheben sind dazu da das die Arme unabhängig voneinander trainiert werden. Bei den Übungen kann man gut den Crossing Effekt nutzen, wenn man nämlich mit der gesunden Seite bis 90° kommt und mit der operierten noch nicht, kann es den Effekt haben das die operierte Seit einen Kraftgewinn von ca. 7 % hat. Diesen Effekt kann man sich zu nutzen machen. Solange bis den operierten Arm auch an die 90° rankommt.

Gerade für den Volleyball ist es wichtig eine gewisse Beweglichkeit zu haben und vor allem mit gestrecktem Arm überkopf den Ball anzunehmen. Deswegen wird auch Schulterdrücken in den Plan aufgenommen, im späteren Verlauf wird auch mit der Time Under Tension gearbeitet, bedeutet man drückt die Langhantel langsam hoch, hält die obere Position kurz und dann geht es langsam wieder runter. Die Position zu halten hat den Sinn, dass die Schulter stabilisieren muss, in der obersten Position kann man auch ein paar Schritte gehen damit es noch herausfordernder wird.

Für das Reaktive Training, welches für Wurf- und Schlagsportarten sehr wertvoll ist, sind die Übungen dynamisches Ballfangen, Catches, dynamisches Schlagen und auch Dribbeln an der Wand. Da geht es um die dynamische Stabilisation der Rotatorenmanschette die mit den verschiedenen Übungen gefördert wird.

3.4 Bewertung des Trainingsprozess:

In der Zeit des rehabilitativen Trainings durchläuft der Kunde mehrere Bereiche, die aufeinander aufbauen funktionieren. Im Kraftausdauerbereich zu trainieren, bereitet einen Muskel gut auf die Hypertrophie Phase vor.

Die Ziele des Kunden waren es wieder Volleyball zu spielen und als Familienvater wieder vollkommen mit seinen Kindern zu spielen. Gerade die Überkopfbeweglichkeit und das Sicherheitsgefühl wieder zu erlangen war sehr wichtig für ihn. Er war motiviert beim Training, hat sehr gut mitgearbeitet und die Erfolge waren schnell bemerkbar gerade was die Beweglichkeit angeht. Bei der Abduktion nach vorn und zur Seite hat er nach und nach an Beweglichkeit gewonnen. So etwas ist auch eine große Motivation ist am Ball zu bleiben. Die Erfolge sprechen für sich das alles nach Plan gelaufen ist.

Dazu haben wir auch bei den Übungen Dribbeln und der Wand geschaut, ob er darin schneller wird durch das Messen der Zeit und mitzählen und auch dort haben wir positive Effekte vermerken können.

Er war schon öfters wieder beim Training, um auch nicht komplett rauszukommen was Reaktivkraft in den Beinen angeht, denn auch das ist wichtig für einen schnellen Antritt, durch Plyometrisches Training wurde er darauf gut vorbereitet. Dadurch das Hand in Hand mit dem Teamtrainier gearbeitet wurde war alles gut aufeinander abgestimmt und er ist wieder bereit fürs Spiel.

4   Allgemeines zum Training in der Rehabilitation

Bei allen Übungen sollte darauf geachtet werden das die Ausführung schmerzfrei ist und dass der Trainer die Technik beobachtet. Man sollte aber darauf achten das, wenn die Technik mal nicht 100 % stimmt man den Patienten nicht überfordern sollte mit Hinweisen was korrigiert werden sollte, 2-3 Hinweise sollten genügen. Es kann vorkommen das Patienten nicht mit der Übung klar kommen dann sollte man eine Alternative wählen und nicht darauf bestehen das genau die Übung durchgeführt wird, das macht keinen guten Eindruck denn auch bei der Rehabilitation ist wichtig das der Kunde zufrieden ist und spaß dabeihat und gerne trainiert, denn nur so kann eine gute Rehabilitation gesichert werden.

Wichtig ist auch das die Regeneration beachtet wird. Bedeutet man kann gewisse Faktoren selbst beeinflussen wie:

- Genug Schlaf,

- Vernünftige Ernährung und vor allem der

- Zeitpunkt des nächsten Trainings, denn es sollten wenigsten 1-2 Tage dazwischen liegen damit man wieder einen neuen effektiven Reiz setzen kann.

5 Abbildungsverzeichnis

6 Literaturverzeichnis – Quellenangaben

Lehrskript:

- Lehrskript 1- Grundlagen der Sportrehabilitation, Academie of Sports
- Lehrskript 2- Grundlagen der Sportrehabilitation, Academie of Sports
- Unterlagen der Fitnesstrainer B-Lizenz, Akademie für Sport und Gesundheit

Internet:

- https://www.qualitaetskliniken.de/erkrankungen/kreuzbandriss
- Kreuzbandriss: Symptome, Ursachen, Behandlung - Onmeda.de
- https://mygoal.de/propriozeptives-training/
- Kreuzband - DocCheck Flexikon
- Vorderes Kreuzband - DocCheck Flexikon
- Supraspinatussehnen Ruptur - DocCheck Flexikon
- Rotatorenmanschette - DocCheck Flexikon
- Rotatorenmanschettenruptur: Symptome, Behandlung & Verlauf - Onmeda.de
- https://gelenk-klinik.de/schulter/rotatorenmanschentte/ruptur-der-supraspinatussehne.html

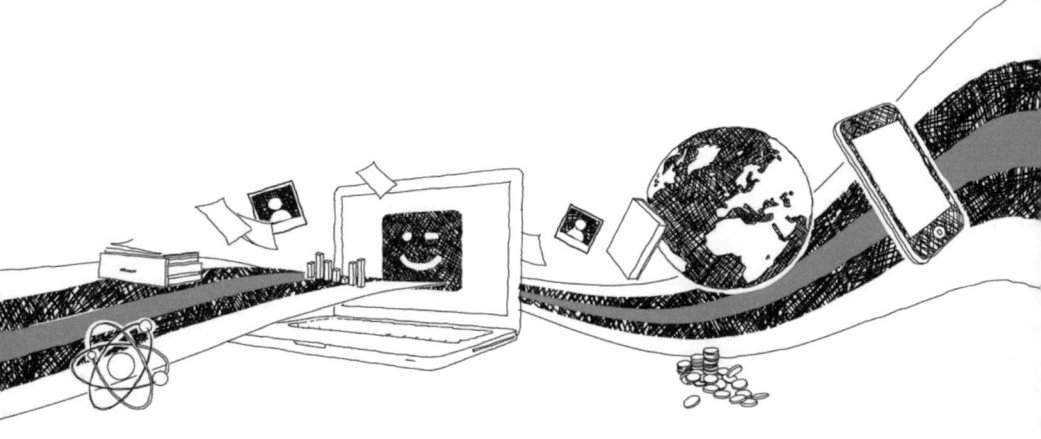
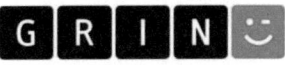